LE CHATEAU

DE

...NT-GERMAIN-EN-LAYE

par

H. ET G. DAUMET

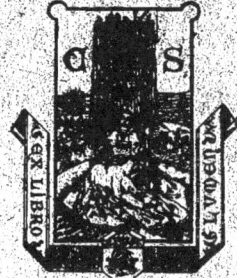

PARIS

LIBRAIRIE GÉNÉRALE DE L'ARCHITECTURE ET DES ARTS DÉCORATIFS

CHARLES SCHMID, ÉDITEUR

51, RUE DES ÉCOLES, 51

—

1905

LE CHATEAU

DE

SAINT-GERMAIN-EN-LAYE

2441

LE CHATEAU

DE

SAINT-GERMAIN-EN-LAYE

PAR

H. ET G. DAUMET

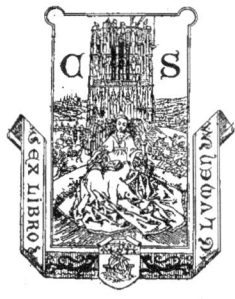 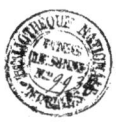

PARIS

LIBRAIRIE GÉNÉRALE DE L'ARCHITECTURE ET DES ARTS DÉCORATIFS

CHARLES SCHMID, ÉDITEUR

51, RUE DES ÉCOLES, 51

1903

A Monsieur JULES COMTE

DIRECTEUR HONORAIRE DES BATIMENTS CIVILS

LE CHATEAU

DE

SAINT-GERMAIN-EN-LAYE

I

Nous manquons de documents certains pour affirmer qu'il existait une résidence royale à Saint-Germain-en-Laye avant le xiie siècle. On peut supposer seulement que les princes mérovingiens et carolingiens venaient chasser dans les vastes forêts qui couvraient le plateau dominant la Seine sur lequel est construit le château actuel. Le long de la pente orientale de ce plateau s'étageait le village d'Aupec (aujourd'hui *Le Pecq*) qui avait été territoire du fisc sous la première race [1]. Au sommet, le roi Robert (997-1031) fonda une église dédiée aux saints Vincent et Germain, et lui assura une dotation. Nous savons que cette église fut, sous le règne de Henri Ier, vers 1040 ou 1050, placée sous la juridiction spirituelle et temporelle des évêques de Paris. Un peu plus tard, vers l'année 1060, Imbert qui occupait ce siège épiscopal la céda à l'abbaye de Coulombs [2] au diocèse de Chartres, et dorénavant ce furent des moines de ce monastère qui y assurèrent l'exercice du culte. Il est vraisemblable qu'autour de cette église, se groupèrent des habitations, et que telle fut l'origine de la ville de Saint-Germain-en-Laye.

1. Ces détails et ceux qui suivent sont empruntés à l'ouvrage de l'abbé Lebeuf : *Histoire de la ville et de tout le diocèse de Paris* (édition de 1883-1893, Paris, in-8°), t. III. p. 132 et suivantes.
2. Eure-et-Loir, arrondissement de Dreux, canton de Nogent.

Il faut descendre jusqu'à l'époque du roi Louis VI (1108-1137) pour ren-
contrer une mention précise de l'existence en ce lieu d'un château habité par
les souverains. Ce château dut comprendre à l'origine le donjon et un corps
de logis placé dans la direction est-ouest. Diverses indications tirées de
chartes et de chroniques permettent de noter les séjours qu'y firent les
Capétiens : c'est d'abord Louis VI dont on constate la présence par un acte
daté de Saint-Germain où il confirmait à l'église les donations de ses prédécesseurs; c'est ensuite Louis VII qui y résida en 1143 et y tint en 1169 une
conférence avec le roi d'Angleterre Henri II. Il semble que Philippe-Auguste
ait séjourné plus longuement et plus fréquemment à Saint-Germain : outre
que nous trouvons trace de son passage en 1189, 1192, 1207, 1212, 1219, 1220,
1222 et en février 1224 où il rédigea son testament, nous savons qu'il jugea
nécessaire de bâtir dans la maison royale une chapelle particulière placée
sous l'invocation de Notre Dame. Au mois d'avril 1223, il constitua en effet
à l'abbaye de Coulombs une rente annuelle de quatorze livres à percevoir sur
la prévôté de Paris, à la condition qu'un des moines de ce monastère en
résidence au prieuré de Saint-Germain célébrerait chaque jour la messe et les
vêpres dans l'oratoire du château, pour le salut du roi et pour les âmes de ses
parents [1]. Nous avons ainsi la preuve que, dès les premières années du
XIIIᵉ siècle, Saint-Germain était déjà l'un des séjours favoris des rois, qu'ils
y possédaient un établissement fixe d'une certaine importance, un édifice
capable d'abriter les divers services de la cour. Saint Louis l'habita avec sa
mère, la régente Blanche de Castille : divers actes qui nous ont été conservés
sont datés de ce château et c'est là, notamment, que le roi reçut, en
juin 1247, l'empereur latin de Constantinople, Beaudoin II, venu en Occident
pour implorer des secours contre les Grecs. On sait que ce prince fit présent
à Louis IX d'un certain nombre de reliques de la Passion, don qui donna lieu
à la construction de la Sainte-Chapelle du Palais à Paris, où on les déposa.
A Saint-Germain également furent arrêtées, le 28 septembre 1266, les conditions du mariage de Blanche de France avec don Fernando de la Cerda, infant
de Castille, fils et héritier d'Alphonse le Savant [2].

---

1. A. Teulet : *Layettes du Trésor des Chartes*, t. I, p. 560. Les termes de la charte que nous
citons sont très nets et prouvent sans conteste que la première chapelle du château a été bâtie
par Philippe-Auguste.
2. Dom Luc d'Achery : *Spicilegium*, t. XII, p. 593, et Archives nationales, J 915, n° 6.

II

Des constructions qui existaient à Saint-Germain à la fin du règne du saint roi, deux seulement sont aujourd'hui debout, le donjon et la chapelle, dont nous aurons à parler en détail. Les autres ont été entièrement transformées ou détruites, et l'on n'en retrouve plus que les fondations. On peut conjecturer avec vraisemblance que le château d'alors était fortifié et que le donjon quadrangulaire situé à l'angle nord-ouest était déjà bâti depuis longtemps, ainsi qu'un logis dont les substructions existent encore sous la cour, dans une direction diagonale à cette cour, vers l'est. Ce logis était un édifice simple en profondeur, comme la plupart de ceux du moyen âge; ses caves communiquaient avec l'étage souterrain du donjon, qui servit plus tard de prison. Les parties souterraines sont de bonne construction, avec des murs de 3 mètres d'épaisseur; la longueur intérieure est de 43 mètres, la largeur de 5^m.50; des dosserets supportent de robustes arcs doubleaux. A cette cave voûtée en berceau plein cintre, descendaient deux escaliers placés dans le voisinage l'un de l'autre : une « vis » circulaire à noyau plein, qui faisait à sa partie haute une saillie extérieure, et un escalier droit beaucoup plus large, dont les marches, qui ont disparu, étaient surmontées d'une voûte formée d'une suite d'arcs en plein cintre appareillés avec soin, se juxtaposant et se succédant en échelons. A la suite de ces constructions souterraines, subsistent des murs dérasés un peu au-dessous du sol actuel de la cour du château : ce sont les restes d'une vaste salle de gardes de 23 mètres de long sur 8^m,60 de large dans œuvre; les murs qui la limitent ont 1^m,40 d'épaisseur au-dessus du sol ancien. La direction longitudinale de ce corps de bâtiment suit celle du premier avec une légère déviation vers le nord-est. A l'extrémité, vers le souterrain, on trouve la trace de deux contreforts extérieurs placés diagonalement aux angles de la grande salle : celle-ci était donc indépendante du premier et plus ancien édifice, qui peut-être d'ailleurs avait déjà disparu quand on la construisit. A l'autre bout, la salle était pourvue d'une vaste cheminée offrant une certaine analogie avec celles qui décorent la salle basse des Pas-Perdus

2

du Palais de Justice de Paris (xiiie siècle). En arrière du mur auquel s'adossent les fragments de la cheminée, étaient des pièces de forme quadrangulaire, un escalier en « vis » et des restes de murailles se reliant à d'autres bâtiments au nord et au sud.

Ces fragments ont en plan un tout autre caractère que les fondations du donjon et les caves qui communiquent avec lui. Peut-être faut-il y voir les traces du logis de saint Louis, dont l'étendue n'a pu être complètement reconnue, car des constructions de l'époque de la Renaissance recouvrent en partie l'emplacement qu'il devait occuper.

En tout cas, il nous reste de l'époque de ce prince la chapelle, conservée presque intacte malgré toutes les transformations, tous les remaniements et toutes les additions que subit, dans les âges suivants, le château de Saint-Germain : on la respecta même lorsque, le goût ayant changé, les constructions du moyen âge passaient pour des œuvres barbares. Et de fait, cette chapelle, par son unité, par l'élégante harmonie de ses proportions, par la délicatesse de ses détails, mérite d'être considérée comme l'un des monuments les plus purs comme style que le xiiie siècle nous ait laissés. Suivant l'expression très juste de Viollet-le-Duc, « c'est la construction seule qui fait toute la décoration... tout est clair, se comprend au premier coup d'œil... l'architecte a su conformer son architecture à l'échelle de son monument[1] ».

Le plan de l'édifice est des plus simples : c'est une nef rectangulaire du côté de l'ouest qui se termine à l'orient par une abside polygonale à cinq côtés. Sa largeur est de 9m,50, sa longueur de 27 mètres entre les murs, sa hauteur sous clé de 17 mètres. Tout à l'entour règne un soubassement formant un banc continu qui est interrompu seulement au droit des portes et de deux petits oratoires latéraux modernes ; ce soubassement est surmonté d'une arcature trilobée que soutiennent des colonnettes isolées. Au-dessus, un passage qui permet de circuler intérieurement à la base des fenestrages, traverse les piliers sur lesquels reposent les voûtes. L'abside, de forme polygonale, est continuée par une première travée d'une largeur égale à chaque face du polygone ; les trois autres travées de la nef sont sensiblement plus larges. Les voûtes en arcs brisés sur croisées d'ogive sont supportées par quatorze faisceaux de colonnes qui correspondent respectivement aux arcs doubleaux et aux ner-

_____

1. Viollet-le-Duc : *Dictionnaire raisonné de l'architecture française*, mot « chapelles (saintes) ».

vures ; les pénétrations au droit des verrières s'appuient sur des formerets ; les tympans des voûtes sont remplis de pierre de petit appareil. Les colonnes sont surmontées de chapiteaux à formes variées et les nervures diagonales viennent buter sur des clés ornées de rosaces d'un intérêt exceptionnel dont il sera parlé ci-après : la sculpture de tous ces éléments décoratifs est d'une grande finesse et du plus beau style. Quant aux fenestrages, qui comptent à peu près pour les deux tiers de la hauteur totale, ils sont compris dans des encadrements rectangulaires où prennent place des meneaux portant des réseaux de nervures en formes d'arcs brisés, de rosaces et de trèfles. Une grande rose d'un dessin très pur et très sobre, inscrite dans un carré parfait plus large que la nef (10 mètres), occupe, au-dessus des arcades trilobées du soubassement, toute la face occidentale de l'édifice. On accédait anciennement à la chapelle par deux portes latérales semblables et placées au bas de la nef vis-à-vis

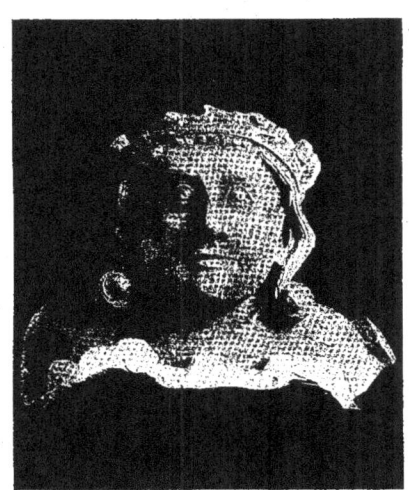

TÊTE ORNANT UNE CLEF DE VOUTE
DE LA CHAPELLE

l'une de l'autre ; les restes de celle qui ouvrait du côté de la cour existent encore ; ils étaient englobés dans les maçonneries de la « vis » de l'angle sud-ouest construite au XVIᵉ siècle ; plus effacés étaient les restes de l'autre porte, dont il n'y a de conservé que les parties inférieures. L'identité des moulurations de la partie basse avec celles correspondantes du côté de la cour est telle qu'il a paru que la construction du surplus devait être identique. Complètement isolée, la chapelle recevait de toutes parts la lumière qui traversait des verrières telles qu'on savait les peindre à la meilleure époque du moyen âge. Mais de ces vitraux, rien ne subsiste plus; en outre, la rose tout entière, ainsi que trois des fenêtres vers l'abside, ayant été aveuglées au xvıᵉ siècle par des constructions nouvelles, nous ne pouvons avoir aujourd'hui qu'une idée imparfaite de l'oratoire du château de Saint-Germain, tel qu'il avait été conçu et exécuté. A l'extérieur, les fenestrages étaient surmontés de plates-bandes appareillées avec des recherches de construction remarquables. Le couronnement en garde-corps a été reconstitué avec sûreté, car de nombreux fragments ont été retrouvés; il n'a pu en être de même pour les contreforts extérieurs, qui avaient été mutilés au xvıᵉ siècle.

Le monument dont nous venons de parler remplaça la chapelle que Philippe-Auguste avait élevée en 1223. Quant à la date de sa construction, Viollet-le-Duc[1], par la simple inspection de son caractère d'art, la plaçait entre les années 1230 et 1240. Cette conjecture est pleinement justifiée par un document que l'on conserve au Trésor des Chartes[2] : il nous apprend qu'au mois de juin 1238, Louis IX confia à un chapelain particulier l'exercice du culte dans la chapelle du château de Saint-Germain, chapelle plus belle « par les matériaux et par l'art »[3] que celle fondée par son aïeul. Ce chapelain royal célébrera chaque jour la messe dans le nouvel oratoire, tandis que le moine de l'abbaye de Coulombs, chargé auparavant de ce soin, dira son office dans la chapelle Saint-Gilles de l'église de Saint-Germain-en-Laye. L'abbé de Coulombs donna son assentiment à cet acte, à condition que son monastère continuerait à percevoir la rente annuelle de 14 livres que Philippe-Auguste lui avait concédée en avril 1223. De tout cela, il ressort clairement qu'en juin 1238, les travaux de la nouvelle chapelle, entrepris sous la régence de Blanche de Castille qui prit fin, comme on sait, en 1237, étaient en voie d'achèvement en 1238 puisqu'on se préoccupait d'y assurer la célébration des cérémonies religieuses.

En ce qui concerne l'architecte qui sut concevoir le plan d'un monument aussi parfait dans son ensemble et ses détails, il serait à coup sûr téméraire de rien affirmer. Cependant, il est une remarque qui s'impose : c'est l'analogie

---

1. Viollet-le-Duc : *Op. cit.*, t. II, p. 430.
2. A. Teulet : *Layettes du Trésor des Chartes*, t. II, p. 384. Ce document, ainsi que la charte de Philippe-Auguste que nous avons mentionnée plus haut, a été réimprimé par M. J. Dulon dans un article intitulé : « Date de la construction de la chapelle de saint Louis au château de Saint-Germain-en-Laye » (*Revue archéologique*, 1903, II).
3. « ...capellam materia et artificio venustiorem... »

qui existe, dans les dispositions intérieures, entre le collatéral droit de l'église abbatiale de Saint-Denis et l'oratoire de Saint-Germain. On trouve en effet dans les deux édifices divers éléments qui caractérisent le style champenois-bourguignon[1] et notamment le passage traversant les piliers auxquels s'adossent les faisceaux de colonnes qui reçoivent les nervures de la voûte, chemin de ronde que Villard de Honnecourt appelait « allée » et qui était placé au bas des fenestrages. L'encorbellement que forme ce passage sur le nu du mur de soubassement est soulagé à Saint-Germain comme à Saint-Denis par des colonnettes placées sur un stilobate à usage de banc, colonnettes dont les délicats chapiteaux portent des arcatures trilobées et ajourées. Or nous savons aujourd'hui que Pierre de Montereau, que la tradition désigne comme l'auteur de la Sainte-Chapelle du Palais à Paris, fut certainement le maître d'œuvre et l'architecte de l'abbatiale de Saint-Denis pour les travaux

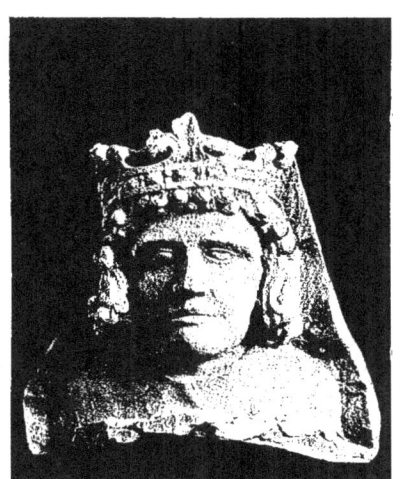

TÊTE ORNANT UNE CLEF DE VOÛTE
DE LA CHAPELLE

entrepris sous le règne de Louis IX[2], et grâce aux encouragements de ce prince. De la comparaison de deux édifices bâtis à peu près à la même époque, offrant des détails identiques et présentant l'un et l'autre des caractères étrangers à la région où on les élevait, peut-être pourrait-on conclure

1. Viollet-le-Duc a remarqué (*loc. cit.*) que la chapelle de Saint-Germain n'appartient pas au style de l'Ile-de-France.
2. Une pièce, découverte par M. Henri Stein dans un des cartulaires de Saint-Denis, ne laisse aucun doute à cet égard. Cf. « Pierre de Montereau, architecte de l'abbatiale de Saint-Denis », par H. Stein (*Mémoires de la Société nationale des antiquaires de France*, t. LXI).

qu'ils appartiennent à un même artiste dont le roi et une abbaye jouissant du patronage royal auraient employé les talents. C'est là une hypothèse qui n'a rien d'invraisemblable, mais qu'aucun texte précis ne permet de vérifier.

Les remarques déjà faites sur la sobriété des éléments décoratifs et sur l'élégance de lignes de la chapelle fondée par saint Louis au château de Saint-Germain s'étendent à toutes les parties de l'édifice et notamment aux nervures de ses voûtes en croisées d'ogives qui aboutissent, comme il a été dit, à des clés portant des rosaces d'une belle exécution. Ici encore, on est amené à constater des analogies avec ce qui existe à Saint-Denis. A cette abbatiale de même qu'à Saint-Germain, des têtes qui attiennent aux rosaces se dressent entre les nervures ; elles sont légèrement inclinées sur leurs bustes. Mais tandis qu'à Saint-Denis, ces têtes sont peu visibles du sol à cause de la grande hauteur de la nef, à la chapelle du château, au contraire, on les distingue parfaitement. La clé contre laquelle se butent les sept nervures de l'abside n'est ornée que d'une seule tête grande nature, le visage tourné vers le bas de la nef, le front ceint d'une couronne royale fleurdelisée, les cheveux longs, ondulés et bouclés, les traits du visage exprimant une grande bonté. L'artiste habile qui a sculpté cette figure a certainement travaillé d'après nature et nous sommes, à n'en pas douter, en présence d'un portrait. Il est peut-être permis de supposer qu'il a voulu fixer la physionomie du prince alors régnant, et si cette hypothèse était vérifiable, on aurait dans la chapelle de Saint-Germain un document très précieux pour l'iconographie de Louis IX encore jeune, puisqu'il était né le 25 avril 1215 et que l'édifice dont nous parlons fut achevé aux environs de l'année 1238. A la croisée d'ogive suivante, nous rencontrons deux têtes de jeunes gens avec les cheveux ondulés et pendants sur les épaules ; elles portent des diadèmes perlés et fleuronnés tels que sont les couronnes princières ; ces figures offrent comme la première tous les caractères de véritables portraits et l'on serait tenté d'y voir les représentations de deux des frères du roi, sans qu'il soit possible de les identifier avec l'un plutôt qu'avec l'autre des nombreux enfants issus du mariage de Louis VIII et de Blanche de Castille[1]. Quant aux quatre autres bustes engagés dans le

---

1. Nous ne connaissons point, en effet, la date exacte de la mort de plusieurs de ces princes, qui ne parvinrent pas à l'âge d'homme. Cf. le P. Anselme : *Histoire généalogique et chronologique de la maison royale de France*, t. I, p. 82.

retroussis des rosaces qui ornent les clés des deux dernières croisées d'ogive, il n'y a point de raison de supposer que l'imagier ait voulu représenter des membres de la famille royale, car aucune de ces figures ne porte d'emblème indiquant une qualité princière : ce sont des œuvres sculptées d'après nature, ainsi qu'il était d'un usage courant au moyen âge. Trois sont des

têtes de jeunes hommes aux longs cheveux ; la quatrième est une femme au type très délicat dont la chevelure est cachée par cette coiffe caractéristique du xiiie siècle qui consistait « en une forme basse ou mortier et qui avait pour accompagnement ordinaire une bande de linon ou de mollequin qui se posait en premier lieu sur la chevelure et qui descendant le long des joues passait sous le menton »[1]. Un dernier buste enfin, placé à l'extérieur de la chapelle, a été découvert en 1895 : il était englobé dans les maçonneries du pavillon sud-ouest bâti par Mansart. Cette figure, qui est celle d'un jeune

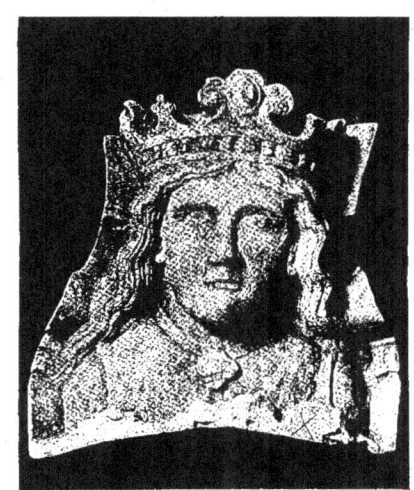

TÊTE ORNANT UNE CLEF DE VOÛTE
DE LA CHAPELLE

homme dont les cheveux sont retenus au-dessus du front par une bandelette avait été altérée par les intempéries : on l'a reproduite et placée à l'endroit même qu'elle occupait. Elle était purement décorative et ses épaules soutenaient un encorbellement[2]. L'assise de pierre où elle était sculptée appar-

1. J. Quicherat : *Histoire du costume en France*, p. 188.
2. M. Salomon Reinach, dans une brochure intitulée *Musée chrétien dans la chapelle Saint-Louis du château de Saint-Germain* et dans un article de la *Gazette des Beaux-Arts* (1er septembre 1903), a donné des réproductions photographiques de ces têtes et a attribué un nom à chacune d'elles.

tenait à un segment de cercle d'une « vis ». Ce fragment précieux a permis de reconstituer avec une certitude absolue l'escalier partant du sol de la chapelle, qui dessert la galerie de circulation et aboutit aux chéneaux de toiture à la base du pignon [1].

III

Les successeurs de saint Louis continuèrent d'habiter fréquemment le château de Saint-Germain : nous savons que Philippe-le-Hardi y vint en mai 1271, après avoir rendu à son père les derniers devoirs et que Philippe-le-Bel y séjourna à plusieurs reprises, notamment en novembre 1301, en août 1302 et en juin 1304. La première mention du parc qui environnait la maison royale se trouve en 1331 [2].

Lors de l'invasion anglaise de 1346, les troupes d'Édouard III venant de la Normandie et se dirigeant vers la Picardie, traversèrent Saint-Germain, brûlant et pillant le bourg et le château. La destruction ne fut sans doute pas complète : en tout cas on s'occupa sans délai de relever les ruines, car nous voyons Philippe de Valois y employer, en octobre 1349, la somme de 600 livres tournois [3], et son fils Jean II occuper cette résidence en 1351. Mais les travaux de réfection et de restauration furent interrompus par la guerre et la captivité du roi. C'est seulement à l'époque de Charles V, pendant les quelques années où des succès militaires et une sage administration ramenèrent en France un peu de calme et de prospérité qu'on les acheva. Outre le témoignage précis de Catherine de Pisan qui atteste que ce prince,

1. Les têtes identiquement placées à Saint-Germain et à Saint-Denis, les rapports très particuliers qui existent dans l'ornementation entre les portes de la chapelle et le portail latéral de l'abbatiale paraissent bien prouver que les mêmes artistes ont exécuté les sculptures des deux édifices. Des portes dont nous venons de parler, on peut aussi rapprocher le porche de Saint-Séverin de Paris qui offre des dispositions analogues.

2. Lebeuf, *op. cit.*, p. 137.

3. « Dominus Petrus de Sancto Johanne miles, pro denariis de mandato regis eidem deliberatis pro refeccionibus domorum regis de Sancto Germano in Laya faciendis 600 l. t... » (J. Viard : *Journaux du trésor de Philippe de Valois*, p. 488, n° 2761, dans la collection des Documents inédits).

amateur de constructions et de choses d'art « moult fit reedifier notablement le chastel Saint-Germain-en-Laye », nous avons dans de nombreux mandements la preuve des séjours qu'il y fit et des travaux qu'il y ordonna : il y résida vingt fois depuis le 6 août 1366 jusqu'au 10 août 1380 [1]. En 1369, le 12 mars, il y établit comme capitaine un chevalier nommé Jean de Meudon avec six hommes d'armes et six arbalétriers [2]; le 25 janvier 1377, il faisait payer à un certain Jean d'Orléans une somme de 100 francs pour des peintures exécutées dans le château, sans doute pour l'ornementation des salles [3].

En quoi consistèrent exactement les restaurations et les embellissements prescrits par Charles V pour cette demeure qu'il semble avoir affectionnée? C'est une question qui ne peut être résolue puisque nous ne connaissons aucune représentation du château à cette époque, et que l'édifice fut depuis si profondément remanié

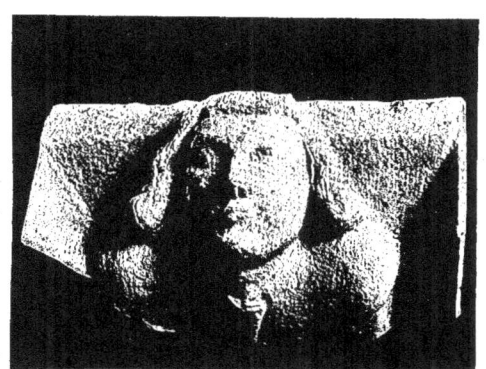

TÊTE PLACÉE A L'EXTÉRIEUR
DE LA CHAPELLE

qu'on ne saurait indiquer avec certitude ce qu'il était à la fin du xivᵉ siècle. On peut admettre cependant que le donjon avait, grâce à sa construction robuste, mieux que d'autres parties, résisté à l'incendie allumé par les Anglais : il dut être le point de départ de l'enceinte construite sur des fondations anciennes, ayant la forme d'un pentagone oblong et fort irrégulier, flanquée de tours aux angles et entourée de fossés profonds. La cha-

1. L. Delisle : *Mandements de Charles V* (collection des Documents inédits).
2. *Ibidem*, p. 332, nº 658
3. *Ibidem*, p. 802, nº 1617.

pelle de saint Louis que le feu avait épargnée, était contournée à distance par le mur de défense. Ce mur était couronné d'un encorbellement formant machicoulis et supportant un chemin de ronde crénelé, percé de meurtrières et d'archères, lequel devait être couvert. Au sud-ouest, l'enceinte suivait une direction oblique, indiquée par Du Cerceau, et l'on peut présumer que sous Charles V elle avait un caractère purement défensif. De ce même côté sud-ouest, au troisième trumeau à droite de la porte d'entrée, une tranchée faite pour connaître la composition des constructions successives a montré que le mur d'enceinte de Charles V avait à cet endroit 2^m,15 d'épaisseur, et que deux des assises correspondant aux encorbellements de machicoulis s'augmentaient de saillies moulurées; ce mur fut plus que doublé sous François Ier et porté à l'énorme épaisseur de 4^m,70, afin de correspondre au nu des murs et contreforts de la salle de fêtes. La construction Renaissance fut donc juxtaposée à la muraille du moyen âge, sans liaisons aucunes. La porte d'entrée principale du château était située là où on la voit encore aujourd'hui, c'est-à-dire proche du donjon sur la face occidentale; elle a été remaniée à diverses époques. Ce qu'il en reste comprend de solides dosserets avec plusieurs glacis et retraites sur sa hauteur. Du côté droit de cette porte, on constate, dans l'épaisseur de la muraille, l'existence d'une embrasure dirigée vers le pont-levis qui, au moyen âge, donnait accès dans le château : on peut supposer qu'il en était de même de l'autre côté de la porte. Ces embrasures furent établies, sans doute, lorsque l'artillerie fut employée à la défense des places fortes. Quant au logis royal, il est probable que ses bâtiments ne s'appuyaient pas à l'enceinte dont le caractère était purement défensif : il devait comprendre outre le donjon, deux travées voûtées qui subsistent encore au nord de ce donjon et peut-être les constructions qui s'élevaient au-dessus des caves et des murs dérasés dont la trace a été retrouvée dans la cour actuelle et que nous avons mentionnés dans un paragraphe précédent.

Le château de Saint-Germain fut habité à plusieurs reprises par Charles VI et sa cour jusqu'au moment où il tomba pour la seconde fois aux mains des Anglais. Mais il ne paraît pas qu'il eut à souffrir, et il fut probablement occupé par une garnison étrangère comme les places fortes de la France du nord, où le roi d'Angleterre fut reconnu pendant quelques années comme le souverain légitime. Une tradition rapportée par l'abbé Lebeuf veut que Charles VII, en reconquérant péniblement son héritage, « le retira des

mains d'un capitaine anglois, qui le gardoit, par le moyen d'une somme
d'argent [1] ». Nous n'avons pas de preuve qu'il y ait résidé lui-même, et nous
savons seulement que son successeur Louis XI en fit don, au mois de
septembre 1482, en même temps que les places et seigneuries qu'on désignait
sous le nom de *châtellenie de Poissy*, à Jacques Coitier, son premier médecin,
président de la Chambre des comptes, qui en fut probablement dépouillé à la
mort de son maître.

IV

Il ne semble pas que Charles VIII ni Louis XII aient habité Saint-
Germain, et le château dut rester inoccupé sous leurs règnes comme il l'avait
été du temps de Charles VII et de Louis XI. Mais les avantages que présentait
sa situation dans un pays couvert de forêts et propice à la chasse, et aussi la
proximité de Paris, devaient attirer l'attention de François Ier et l'engager à y
séjourner. Le goût, de même que les besoins et les habitudes, s'étaient profondément modifiés depuis que Louis VI et saint Louis avaient édifié leurs logis, et
que Charles V avait fait élever l'enceinte fortifiée; tout cet appareil défensif
avait perdu sa raison d'être à une époque où l'on n'avait plus, semblait-il, à
craindre de brusques invasions de l'ennemi et où l'amour du luxe et d'une vie
élégante prenait la place des vieilles mœurs féodales. Partout, les antiques
châteaux forts étaient délaissés, et le roi, comme les seigneurs, préférait des
demeures plus gaies, ordonnées avec plus de magnificence, et où rien ne rappelait l'image de la guerre. Certaines maisons royales furent alors créées de
toutes pièces comme Chambord ou Madrid, d'autres furent appropriées à la
mode du jour et remaniées plus ou moins complètement : il en fut ainsi pour
le château de Saint-Germain. Le périmètre de la solide enceinte qu'avait
bâtie Charles V fut conservé et les murailles fortifiées avec leur chemin de
ronde servirent de soubassement aux constructions nouvelles. Des logis

1. Lebeuf, *op. cit.*, p. 138.

anciens tout disparut, tandis que la chapelle et le donjon demeurèrent intacts, y compris la première travée voûtée qui y attient.

On peut conjecturer que les travaux furent entrepris par ordre de François Ier après que ce prince fut revenu de captivité (1526), et qu'on les commença par la face nord qui s'étend vers l'est du donjon : on les continua en suivant le mur ancien de l'enceinte de Charles V jusqu'à une tour voisine de la chapelle. Ainsi furent aveuglées deux des verrières de l'abside. Quant au bâtiment ouest qui contient la salle des fêtes actuellement désignée sous le nom de *Salle de Mars*, bien que ses façades fussent la continuation des autres corps de logis, il dut être élevé en dernier lieu, suivant le contour de l'enceinte défensive, ainsi que l'indique Du Cerceau, c'est-à-dire en faisant subir une sensible déformation à cette salle des fêtes. On peut supposer qu'il en fut ainsi afin d'éviter les dépenses de nouvelles fondations. L'extrémité sud de la grande salle vint masquer la rose et le pignon de la chapelle de saint Louis ; en outre, une pile, nécessaire pour supporter la voûte de cette salle, trancha en la disloquant la rose, et mutila l'œuvre si précieuse du XIIIe siècle dont le mérite était alors absolument méconnu.

Les constructions nouvelles pour lesquelles on utilisa comme base l'ancien rempart furent probablement élevées assez rapidement, car on n'y employa, sauf le soubassement en pierre, que des matériaux faciles à se procurer et à tailler, la brique et le moellon, les parements étant revêtus d'un enduit en mortier de chaux et de sable. Les façades sur la cour, les seules qui soient parvenues sans graves altérations jusqu'en 1862, époque à laquelle on entreprit la restauration du château, offrent un aspect singulièrement original avec les trois tours contenant des escaliers « en vis », couronnées de coupoles en pierre. Ces façades comprennent au rez-de-chaussée et à l'entresol de grandes arcades s'évasant en plan, au-dessus desquelles est un premier étage avec balcon, abrité à la partie supérieure par une série d'arcs indépendants, réunissant des contreforts très saillants qui portent des gargouilles, surmontées elles-mêmes de consoles renversées aux larges sculptures ; une balustrade ornée de vases posés au droit des contreforts règne au sommet de l'édifice et délimite un vaste promenoir en forme de terrasse, s'étendant sur toute la surface des divers bâtiments, terrasse du haut de laquelle on jouissait de l'imposant panorama des forêts de Saint-Germain et de Marly, du cours de la Seine et des collines qui bordent l'horizon. La couverture, constituée par de larges et épaisses dalles de pierre fort lourdes, reposait sur les voûtes du second étage, voûtes dont il avait fallu neutraliser la poussée par des contreforts de suffisante résistance et aussi par des tirants en fer traversant les bâtiments à chaque travée. Toute l'ornementation extérieure sur la cour consiste dans la disposition ingénieuse des briques accusant la forme des fenêtres et dessinant des frontons au-dessus de celles du premier étage. Ces combinaisons excellentes étaient obtenues au-dessus des soubassements de

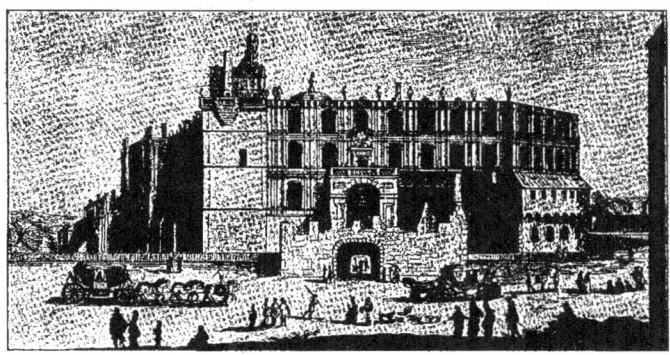

FAÇADE OUEST AVANT LES ADJONCTIONS DE LOUIS XIV

pierre par un mélange des matériaux les plus usuels, les plus économiques et les plus souples d'emploi : elles forment un ensemble d'une grande harmonie.

Du Cerceau prétend[1] que François Ier dirigea lui-même la construction du château de Saint-Germain, car, dit-il, « y estoit ledit seigneur roy en le bastissant si ententif que l'on ne peult presque dire qu'autre que lui en fust

1. *Le premier volume des plus excellents bastiments de France...* par Jacques Androuet du Cerceau, (Paris, 1607, in-4°) folio 5 verso. — François Ier affectionna assurément le séjour de Saint-Germain-en-Laye : on a pu calculer, grâce au catalogue de ses actes, qu'il y passa 375 jours, répartis en 36 fois dont 7 de 20 jours et plus ; la plus longue période est de 41 jours. (Cf. L. Dimier. « Les Résidences de François Ier » dans le *Bulletin de 'art ancien et moderne* du 13 décembre 1902, p. 303.)

l'architecte ». Que ce souverain qui était un dilettante, un amateur éclairé des arts se soit intéressé d'une manière particulière à des travaux qu'on faisait pour lui, qu'il ait donné son avis, qu'il ait discuté et approuvé les projets qu'on lui présentait, cela n'est point douteux; mais à quel maître d'œuvre s'était-il adressé, quels artistes avait-il choisis pour concevoir et exécuter les embellissements et les transformations qu'il voulait apporter à cette résidence royale, c'est une question qu'il est malaisé ou pour mieux dire impossible de résoudre car aucun texte n'est fourni qui vienne étayer les hypothèses que l'on a pu proposer.

On a admis, sur l'autorité de Félibien qui d'ailleurs ne donne aucune preuve de son affirmation, que François Ier fit appel au concours d'artistes italiens. On a certainement beaucoup exagéré l'influence qu'ont exercée ceux-ci sur l'art français de la Renaissance, car d'une part on ne peut mettre en doute le talent de nos architectes de la dernière période du moyen âge, et, d'autre part, le changement que l'on constate entre le style des monuments de l'époque de Louis XI et celui des édifices construits sous François Ier ne s'opéra que graduellement et sans transition brusque. Le château d'Amboise, par exemple, qui date des dernières années du xve siècle et des premières du xvie, porte l'empreinte d'une maîtrise professionnelle remarquable, qu'il s'agisse de combinaisons architectoniques comme les décorations extérieures des tours contenant un chemin rampant en spirale, ou de la chapelle Saint-Hubert dont les sculptures montrent précisément le mélange du style nouveau et du style ancien et sont des œuvres de premier ordre. Si Charles VIII a ramené d'Italie des artisans habiles dans la décoration en arabesques, Louis XII continua à Blois la vieille tradition française. Il n'est pas douteux que François Ier, pendant ses séjours en Italie, ne se soit épris de l'art des peintres, des sculpteurs et surtout des stucateurs et des ornemanistes qui florissaient alors en ce pays. Il est certain également qu'il encouragea leur venue en France et qu'il favorisa la diffusion de leurs modes d'opérer, surtout dans la décoration intérieure des édifices. Mais de l'examen des comptes des bâtiments élevés à son époque, on ne saurait tirer la conclusion que les Italiens émigrèrent en grand nombre pour se fixer dans notre pays, ni qu'ils eurent une part prépondérante dans la conception des constructions qui se bâtissaient alors. Parmi les artistes ou artisans qu'on trouve mentionnés dans ces documents, la presque totalité sont français, et lorsqu'on y relève un nom étranger, c'est l'exception. A Fontainebleau, pendant les années 1535 à 1540, on rencontre bien des Italiens comme Bartholommeo da Miniato et Primatice, mais il faut remarquer que l'un et l'autre furent exclusivement employés comme peintres et sculpteurs pour orner les salles de ce château. Quant à l'architecture extérieure elle-même, les hautes toitures et les cheminées monumentales lui donnent un caractère qui la différencie très notablement des édifices de l'Italie. De même ne trouvera-t-on pas dans la péninsule un édifice analogue au château de Saint-Germain. Un des arguments principaux invoqués par Félibien pour en attribuer la conception à Sebastiano Serlio, c'est que les bâtiments sont couverts en terrasses dites à l'italienne. Il s'en faut de beaucoup qu'une pareille raison doive emporter la conviction, car ce mode de couverture n'était pas uniquement usité au delà des Alpes, on l'avait employé en France, notamment à la Bastille, à Vincennes et dans beaucoup d'églises. Il n'y a donc pas lieu de s'étonner qu'on s'en soit servi à Saint-Germain pour ménager aux personnes de la Cour un lieu de promenade agréable d'où la vue s'étendait sur un paysage gracieux et varié ; un motif analogue n'existait point pour Fontainebleau ou Chambord, placés l'un et l'autre dans des contrées qui n'offraient point d'horizon capable de charmer les yeux. En outre, Serlio qui fut certainement occupé à Fontainebleau, n'est point mentionné dans les comptes qui se rapportent à Saint-Germain. Du reste, nous savons qu'il ne vint en France qu'en 1541, et à cette époque la construction du château dont nous nous occupons était déjà fort avancée. En effet, Pierre Chambiges « maistre des œuvres de maçonnerie de la ville de Paris » avait été chargé, par un marché daté du 22 septembre 1539, de pourvoir à la couverture en dallage de la terrasse qui couronnait l'édifice[1].

Quel est donc l'auteur du plan et des dessins qui furent nécessaires pour entreprendre la reconstruction du château de Saint-Germain? Faut-il les attribuer à Guillaume de la Ruelle, l'architecte favori de François Ier, ou à ce Pierre Chambiges dont nous venons de parler et qui, fils d'un architecte notable[2], n'est mentionné dans les comptes des bâtiments du roi qu'en 1538 pour les travaux exécutés à Saint-Germain et à Fontainebleau[3], qui fut

---

1. *Les Comptes des bâtiments du Roi* (1528-1571), publiés pour la Société de l'histoire de l'art français, par le marquis Léon de Laborde (Paris, 1877, 2 vol. in-8°), t. II, p. 293.)
2. Martin Chambiges, qui travailla aux cathédrales de Beauvais et de Troyes (Cf. Lance, *Dictionnaire des architectes français*).
3. *Comptes des bâtiments*, t. I, p. 154.

maître des œuvres du roi au bailliage de Senlis, qui reçut en 1539 des hono-
raires pour les « formes » (modèles), et présenta plusieurs « dessins et portraits »
qui lui avaient été commandés pour le Collège des Trois-Langues (Collège
de France) que François I⁰ʳ avait récemment fondé ? C'est une question à
laquelle, en l'absence d'un document positif, on ne saurait répondre par
l'affirmative; car, comme il vient d'être dit, Pierre Chambiges ne figure dans
les comptes qu'à la date de 1538 à propos de la couverture du château,
lequel était à cette époque en voie d'achèvement. Il semble donc bien
hardi d'affirmer, comme l'a fait Léon Palustre[1], que ce maître d'œuvres a
conçu et dirigé dans leur ensemble les magnifiques constructions de Saint-
Germain d'une si saisissante originalité, et qu'il est l'auteur des façades, du
bel escalier royal et des tours contenant des « vis » dont les voûtes en briques
sont si ingénieusement appareillées[2]. Toutefois, on peut penser que le bâtiment
ouest qui contient la salle des fêtes n'est pas du même architecte que le
reste du château. En effet, si l'extérieur de ce bâtiment est en accord avec les
autres parties élevées antérieurement, on remarque à l'intérieur, notamment
aux voûtes, une beauté de caractère qui ne se retrouve pas ailleurs[3].

Le rez-de-chaussée de ce dernier bâtiment comprend une double galerie
à voûtes en arcliers reposant sur des sommiers ornés de consoles sculptées;
ces arcliers surbaissés se butent à des caissons rectangulaires garnis de dalles
décorées de motifs variés de composition que complètent des pendentifs
rapportés; les tympans de ces voûtes sont remplis de briques apparentes
semées de rosaces et de fleurs de lis. Les deux nefs de l'entresol, séparées par
une file de colonnes, sont surmontées d'un majestueux vaisseau comprenant
la hauteur du premier et du second étage du bâtiment. La grande salle de
fêtes, épaulée par de puissants contreforts, a sa voûte d'une construction
analogue à celle des galeries inférieures. Elle a plus de 40 mètres de long;
sa largeur est de 11ᵐ,40 et sa hauteur de 12 mètres; la voûte est en arcs brisés
et se compose de huit robustes arcs doubleaux de pierre portant sur des

---

1. Léon Palustre : *La Renaissance en France*. t. II, p 37.
2. Les voûtes des trois escaliers en vis du château de Saint-Germain ont une analogie complète avec les voûtes rampantes de la maison dite de Tristan l'Hermite à Tours, construite à
la fin du xvᵉ ou au commencement du xviᵉ siècle.
3. Le bâtiment de la salle des fêtes, par ses détails élégants à l'intérieur, n'a rien de commun
avec les autres. Il suffit, pour s'en convaincre, de comparer ses voûtes avec celles de la salle
attenant au donjon (au 2ᵉ étage du musée actuel), dont les nervures sont lourdes et rudes d'aspect.

sommiers finement moulurés et couverts d'excellente sculpture. Les arcs sont traversés par des tirants en fer doublement ancrés, neutralisant comme aux autres voûtes qui supportent des toitures en pierre, la poussée de ces arcs, mais ici soulagés par une aiguille pendante, sans aucune décoration. De même qu'au rez-de-chaussée, les nervures diagonales se butent à des caissons oblongs ornés de pendentifs; les remplissages des voûtes en pénétration sont en briques apparentes et décorées de rosaces en haut relief et de fleurs de lis de dimensions proportionnées. A l'extrémité de la salle, est une cheminée monumentale, adossée au mur du donjon; elle occupe toute la hauteur et complète ce magnifique ensemble. Cette cheminée est en briques planes ou moulurées, accompagnée de consoles en pierre et d'un important motif de décoration où figure la salamandre de François Ier. La salle de fêtes du château de Saint-Germain, par l'harmonie de ses proportions et la noble simplicité de son ornementation, est une des plus remarquables qu'ait produites l'architecture française.

Si l'on ne peut établir avec preuves à l'appui que Pierre Chambiges [1] fut, à l'exclusion de tous autres, l'auteur de cette œuvre, une des plus considérables de la première moitié du xvie siècle, du moins a-t-on la certitude qu'il participa pendant plusieurs années aux travaux, ainsi qu'en font foi les comptes qui nous ont été conservés. Les maîtres d'œuvres, à cette époque de même qu'au moyen âge, traitaient directement avec les fournisseurs de matériaux et les ouvriers. Le 22 septembre 1539, Chambiges se chargeait de couvrir en dalles de pierre les bâtiments du château; ces dalles devaient provenir des carrières de Notre-Dame-des-Champs près Paris et être « les unes de quatre piedz de long, les autres de trois piedz de long, les autres de trois piedz et demy aussi de long et de deux piedz et demy de large, le tout de quatre poulces d'espaisseur ou environ, taillées et portans enfoncemens en manière

1. On sait, grâce à des recherches faites aux archives de Chantilly (Cf. Macon, *les Architectes de Chantilly*, Senlis, 1900), que Pierre Chambiges fut appelé, en 1527 par Anne de Montmorency, à diriger les travaux de son château de Chantilly et qu'il s'y employa exclusivement jusqu'en 1530. Les constructions dues à cet architecte eurent un très grand retentissement par les éloges qu'en fit le cardinal Du Bellay. En l'absence d'un texte précis, on ne peut lui attribuer avec certitude l'architecture si originale des façades extérieures de Saint-Germain qui procède d'un caractère d'art tout différent. Toutefois, comme l'on sait qu'il a été chargé par François Ier de faire exécuter à Saint-Germain des travaux importants, il est permis de conjecturer que la salle des fêtes, la partie la plus parfaite de l'œuvre, a été élevée sous sa direction, en même temps qu'il faisait construire pour le roi François Ier le rendez-vous de chasse de la « Muette », dans la forêt de Saint-Germain-en-Laye (*Comptes des Bâtiments*, t. Ier, p. 222).

4

de noue, ainsi qu'il appartient; et seront toutes icelles pierres assizes et maçonnées à joinctz couvertz, et porteront toutes lesdictes pierres deux poulces l'une sur l'autre, comme dict est, par le devant desdictes couvertures sur lesdicts joinctz, sans qu'il demoure aulcun joinct descouvert, et sera le tout maçonné à chaulx et sable excepté lesdicts joinctz qui seront tous maçonnez et empliz de bon cyment soubs lesdictes couvertures, le tout bien et deuement ainsi qu'il appartient... »[1]. Chambiges mourut le 29 juin 1544 et ne put terminer le travail : pour l'achever, on lui substitua dès le 15 juillet de la même année son gendre Guillaume Guillain, maitre d'œuvres de la ville de Paris, et Jean Langeois, maçon. Ceux-ci devaient pourvoir à la couverture du château : « ilz étaient tenuz de descouvrir et reprandre les pavez de carreau a potier de present faictz sur lesdictes voultes desdictz ediffices a mesure qu'ilz feront lesdictes couvertures dudict liaiz, dont ne sera aulcune chose payé par le Roy... pour ce qu'il n'a esté faict selon et ainsi que ledict deffunct Chambigez estoit tenu et obligé faire par ledict marché faict avec luy pour raison desdicts bastimens et ediffices dudict lieu de Sainct Germain en Laye... »[2]. Cette sorte de pénalité infligée aux successeurs de Chambiges semblerait indiquer que celui-ci n'avait pas tenu l'engagement souscrit par lui de tout « faire et parfaire ». Il est possible qu'il ait éprouvé des difficultés à se procurer en quantité suffisante les dalles de la provenance spécifiée dans son contrat, et que pour éviter des dégradations aux bâtiments il ait provisoirement protégé les voûtes au moyen d'un carrelage en terre cuite. Quoi qu'il en soit, nous savons que Guillaume Guillain et Jean Langeois firent exécuter le marché dans les conditions prévues : le fait est constaté par un certificat de réception des travaux dressé sur l'ordre de « maistre Philibert de l'Orme abbé de Giveton et de Saint-Barthélemy, de Noyon et d'Ivry-la-Chaussée, conseiller, aulmosnier et architecte du roy », le 29 janvier 1548 (nouveau style)[3]. Ce certificat ne concerne pas seulement les œuvres de maçonnerie, mais encore la charpente, la serrurerie, la menuiserie et la fontainerie. Il prouve que peu de temps après la mort de François Ier, l'ensemble des travaux était achevé.

---

1. *Comptes des bâtiments*, t. II, p. 293 et 294.
2. *Ibidem*, t. II. p. 294.
3. *Ibidem*, pp. 291-325.

V

A peine un nouveau règne avait-il commencé que déjà les constructions élevées pendant la première moitié du xvıᵉ siècle ne semblèrent plus répondre aux goûts ni aux besoins du jour. Henri II qui était né à Saint-Germain le 31 mars 1519 et qui, de même que son père, en affectionnait le séjour, voulut y posséder une demeure à sa convenance. Nous ne saurions dire pour quelles raisons le château édifié par François Iᵉʳ ne lui plut pas : peut-être trouva-t-il qu'il conservait encore trop l'aspect d'une forteresse et que ses dispositions étaient incommodes à cause des marches nombreuses qu'il fallait gravir pour passer d'un étage à l'autre. Ce qui est certain, c'est qu'il fit dresser par Guillaume Marchant les plans d'un *Château Neuf* qui se composait de bâtiments peu élevés au-dessus des parterres et qu'on plaça tout au bord de la colline qui dominait la Seine et le village du Pecq, dans un site d'où la vue s'étendait sur un paysage enchanteur. Ce château était accompagné de terrasses, de rampes architecturales de grande importance permettant de descendre aux berges du fleuve, de pavillons isolés, de bassins et de grottes dont l'ensemble ne fut terminé qu'après les guerres civiles sous le règne de Henri IV : Claude Mallet dessina les parterres et l'Italien Franchini y disposa des jeux d'eau qui devinrent célèbres. Le *Château Neuf* est aujourd'hui détruit, mais des gravures et des dessins en grand nombre nous permettent de nous faire une idée de sa magnificence [1]. Il n'en subsiste d'à peu près intact que l'extérieur en brique et pierre du *pavillon* dit de *Henri IV*, bien qu'il appartienne à une époque antérieure au règne de ce prince. La salle basse de ce pavillon, un très remarquable type de construction décorative, est de plan octogonal; ses huit faces sont ornées de reliefs d'architecture, de niches enrichies de stucs, de coquillages, de nacres, de dorures et même de fragments de cristal de roche; la voûte qui se compose des mêmes éléments est enrichie

---

1. Des dessins géométraux des bâtiments sont conservés dans les archives de l'agence des travaux du château.

de caissons décorés de figures en bas-relief d'une très habile exécution[1].

L'ancien château, le seul dont nous ayions à nous occuper ici, en partie délaissé dès que le *Château Neuf* put abriter la Cour, ne fut plus occupé que par des services accessoires; il ne servit plus avec sa grande salle de fêtes que dans les occasions solennelles, lors des réceptions de princes et d'ambassadeurs. Néanmoins, pendant les premières années de son règne, Henri II l'habita encore et y fit exécuter des travaux par d'excellents artistes : divers fragments qui ont été conservés, entre autres un pyramidion portant les monogrammes du roi et de Diane de Poitiers, les débris d'un manteau de cheminée d'une très délicate sculpture, l'attestent. De plus, la porte principale qui avait servi au moyen âge et sert encore actuellement fut complétée du côté de la cour par un motif décoratif composé de colonnes cannelées et d'un entablement, dont le caractère est très différent de l'architecture en brique et pierre du reste du château : c'est une œuvre dont l'auteur a subi l'influence de Philibert de l'Orme, si ce n'est ce maître lui-même qui l'a conçu. Il est certain d'ailleurs que cet illustre artiste, un des rénovateurs de l'architecture française à sa plus brillante période, qui exerçait sous le règne de Henri II une sorte de surintendance des bâtiments, a dirigé à Saint-Germain divers travaux complémentaires de décoration, et notamment la transformation de la chapelle dont il sera question ci-après.

Quand le *Château Neuf* fut bâti, on voulut rendre directes les communications entre les deux édifices et c'est alors qu'on établit dans le voisinage de la chapelle une porte traversant le bâtiment sud et donnant passage aux carosses à l'aide d'un pont dormant[2] qui franchissait le fossé. Ce pont était accompagné de tournelles pour permettre aux gens de pied de se garer des voitures, et de vastes épanouissements circulaires qui en facilitaient l'usage, ainsi que d'une « vis » par laquelle on descendait dans le fossé. La porte nouvelle, percée dans le mur de Charles V, amena la suppression de plusieurs mâchicoulis : elle se composait d'un arc assez lourdement combiné, et était surmontée, dans la hauteur de l'ancien chemin de ronde, d'un bas-relief que

1. Cette salle est devenue la dépendance d'un restaurant; elle a été classée comme monument historique, mais ses possesseurs actuels ne semblent pas en mesure d'en apprécier l'intérêt. Un relevé en a été fait par M. Choret fils, inspecteur des travaux du château : ces dessins sont d'une exactitude qu'il convient de signaler.
2. Ce pont est mentionné dans les *Comptes des bâtiments*, t. II, p. 196; il est représenté dans les plans anciens dessinés par Mansart.

l'on peut attribuer à un des meilleurs sculpteurs de l'époque. Le motif principal était l'écusson royal timbré de la couronne fermée que soutenaient deux figures de renommée. L'ampleur de la composition, la beauté de ces figures et des ornements accessoires font penser aux magistrales sculptures dont Pierre Lescot décora plus tard la partie du Louvre qui est son œuvre[1]. L'ancienne porte d'honneur qui s'ouvrait sur la façade ouest et qui avait eu,

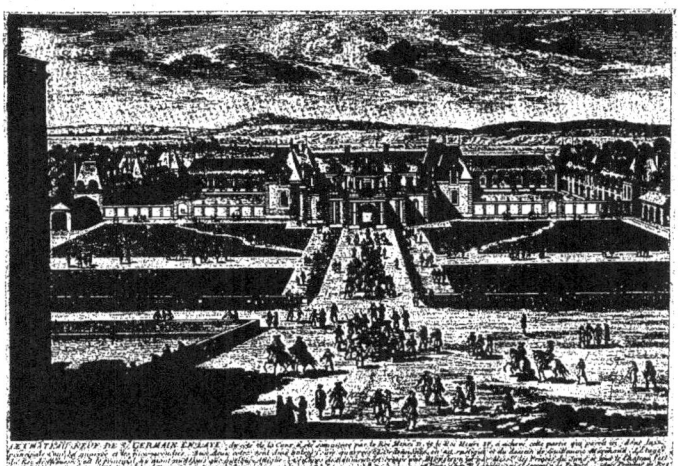

CHATEAU NEUF CÔTÉ DU VIEUX CHATEAU

les traces en subsistent comme nous l'avons dit, un caractère défensif, comprenait à sa partie basse les glacis usités au moyen âge surmontés d'une arcade à hauts jambages largement moulurés de cadres fort simples, au-dessus de laquelle s'élevait une terrasse ayant un garde-corps à balustres ;

1. Le bas-relief dont il est question fut déplacé lors de la reconstruction de la façade sud du château vers 1873 et enchâssé dans la paroi opposée du fossé. Mais cet adossement à un mur humide altéra l'œuvre, et afin d'éviter une ruine complète, on a transporté récemment ce beau morceau de sculpture au Louvre, où il fait partie du musée de la Renaissance française.

cette terrasse communiquait avec la salle des fêtes au premier étage par
une élégante baie de l'époque de Henri II qui subsiste encore. Après la
construction du *Château Neuf*, cette entrée au *vieux château* n'eut plus qu'une
importance secondaire et devint le passage vers les dépendances, la « basse
court » suivant Du Cerceau, mais elle conserva son pont-levis.

La chapelle de saint Louis qui jusqu'alors avait été respectée, fut à la
même époque l'objet de remaniements importants, car on voulut l'accommoder
au goût du jour. En 1548, suivant les ordres de Philibert de l'Orme, on la
reblanchit après l'avoir rejointoyée, puis on en remblaya le sol qui se trouvait en contre-bas du niveau de la cour. On fit disparaître les contreforts du
xiiie siècle qu'on remplaça par d'autres que le fléchissement des voûtes
rendait nécessaires; on bâtit aussi une sacristie et ses dépendances dans
l'espace qui s'étendait au sud entre la chapelle et le mur de ronde. On
détruisit les fenestrages en arc brisé, on fit des baies de forme ellyptique
accompagnées extérieurement d'une décoration de brique qui rappelait les
fenêtres de l'étage principal du château. A l'intérieur, on installa un autel avec
un retable qu'on commanda à Siebec « maistre menuisier ordinaire du Roy »
et dont la description est donnée dans les *Comptes des bâtiments*[1]. Ces travaux
qui dénaturaient absolument l'œuvre du règne de saint Louis furent exécutés
avec recherche et en suivant les principes décoratifs qui avaient été admis
lors de la reconstruction du château sous François Ier. C'est dans l'état décrit
ci-dessus que se trouvait sous Henri II et ses successeurs le château de Saint-
Germain.

On trouvera peut-être quelque intérêt à lire ici la notice sommaire que
Jacques Androuet Du Cerceau consacrait au château de Saint-Germain dans
son ouvrage intitulé : *Le premier livre des plus excellents bastiments de France*,
qui parut en 1576. Voici comment il s'exprime[2] : « Le bastiment est assis sur
un lieu assez hault eslevé, prochain de la rivière de Seine, à cinq lieües de
Paris. Ceste place a esté tenue par les Anglois durant leur séjour en France.
Depuis eux estant déchassez, elle demeura quelque temps sans entretien. Or
est-il advenu que le Roy François premier, trouvant ce lieu plaisant, feit
abbattre le vieil bastiment, sans toucher néantmoins au fondement, sur lequel

1. *Comptes des bâtiments du roi*, t. II, p. 316. Une photographie prise vers 1874, avant la
restauration, rend compte de l'aspect que présentait cette partie du château.
2. Édition de Paris, 1607, in-fo, folio 5 vo.

il feit redresser le tout comme on le voit pour le jour d'huy, et sans rien chan-
ger dudit fondement, ainsi que l'on peult cognoistre par la court d'une assez

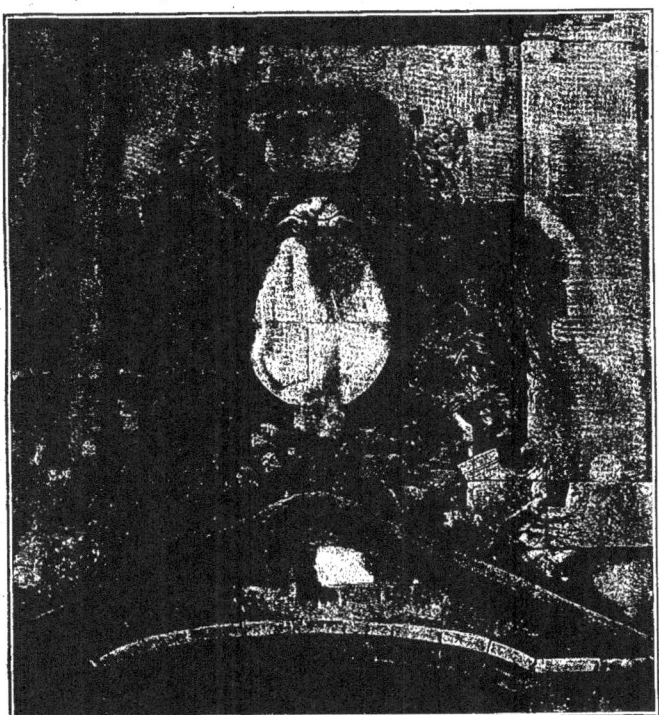

GROUPE DÉCORANT LA PORTE DE LA FAÇADE SUD

sauvage quadrature. Les paremens tout dedans que dehors et encongnures sont
de brique assez bien accoustrée : et y estoit ledit sieur Roy en le bastissant si
ententif que l'on ne peult presque dire qu'autre que luy en fust l'architecte.

En aucuns corps de ce logis y a quatre estages. En celui de l'entrée y en a deux, dont le deuxième est une grande salle. Les derniers estages sont voultez : chose grandement à considérer, à cause de la largeur des membres. Vray est qu'à chascun montant il y a une grosse barre de fer traversant de l'un à l'autre avec de gros crampons par dehors tenans lesdites voultes et murailles liées ensemble et fermes. Sur ces voultes et par tout le dessus du circuit du bastiment est une terrace de pierres de liais qui fait la couverture, lesquelles portans les unes sur les autres et descendans de degré en degré commencent du milieu du hault de la voulte un peu en pente jusques à couvrir les murailles. Et est ceste terrace, à ce que je croy, la première de l'Europe pour sa façon, et chose digne d'estre veue et considérée. Ce lieu est accompagné d'un bois qu'on appelle la Forest de Haye, en laquelle le mesme Roy François fait bastir un logis nommé la Muette, duquel nous parlerons en son endroit. Outre plus, il y a un jardin de bonne grandeur. D'avantage la veüe d'iceluy du costé du midy est autant belle que l'on sçauroit désirer : comme ainsi soit que de ce chasteau, on voit l'assiette de Paris, Montmartre, le Mont Talverien, Sainct-Denys et plusieurs autres lieux assés lointains. Ledit bastiment est accompli de ses fossez regnans entour, de huict toises de large, dans lesquels est un jeu de paulme. A l'entrée est la basse court, fermée partie de cloistures et corps de logis bien simples, et en icelle une fontaine. Après la mort dudit Roy François, vint à régner Henry deuxiesme, son fils, lequel pareillement aima le lieu. Ainsi ce Roy, pour l'amplifier de beauté et commoditez, feit commencer un edifice joignant la rivière de Seine avec une terrace qui a son regard sur ladite rivière : ensemble les fondements d'un bastiment en manière de theatre entre la rivière et le chasteau, comme verrez par le plan que je vous en ay dessigné... »

VI

Il ne semble pas que Saint-Germain ait été une des résidences favorites des derniers Valois. Les premiers Bourbons, au contraire, y séjournèrent assez fréquemment : nous avons dit déjà que Henri IV fit terminer le

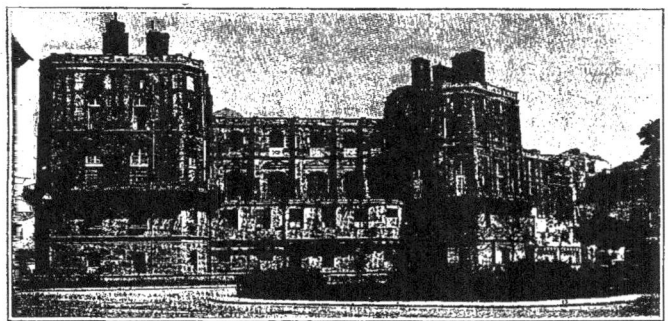

FAÇADE SUD APRÈS LES ADJONCTIONS DE LOUIS XIV

Château Neuf. Sous le règne de Louis XIII, nous n'avons à signaler d'autres travaux que ceux qui furent entrepris pour décorer les voûtes de la chapelle : Aubin Vouët y exécuta des peintures qui ne manquaient pas de caractère, et qui sont aujourd'hui presque entièrement effacées [1].

Quand Louis XIV, né à Saint-Germain où il passa une partie de son enfance, arriva à sa majorité, et qu'il s'entoura de cette cour qui devait bientôt devenir la plus brillante de l'Europe, les bâtiments élevés par ses prédécesseurs devinrent insuffisants pour abriter les multiples services que

1. Un relevé de ces peintures a été fait avant les travaux de restauration de la chapelle par M. Ilista.

5

groupaient autour de lui un prince aussi fastueux. Afin de loger le roi, la reine, les princes du sang et toutes les personnes que leurs fonctions obligeaient à les suivre, Jules Hardouin Mansart ajouta à l'édifice de François Iᵉʳ cinq corps de logis, qui modifièrent profondément l'aspect de la construction ancienne. Le plan, déjà fort irrégulier, le devint encore davantage. Si la façade nord conserva son caractère, deux bâtiments nouveaux, deux ailes la flanquèrent, s'avançant vers les parterres : l'un masqua le donjon, l'autre engloba la tour du nord-est. Tous deux étaient mis en communication avec les jardins au moyen de pont-levis. Trois pavillons furent placés également aux extrémités et au milieu de la façade sud ; celui du sud-ouest, qui prolongeait la face ouest eut au moins l'avantage de faire disparaître la déformation qui donnait un aspect singulier à la salle des fêtes ; elle devint rectangulaire à son extrémité sud. Mais si l'ordonnance ancienne de cette salle fut respectée, en revanche, la belle tradition de construction élégante de l'époque de François Iᵉʳ était perdue : les arêtiers et les caissons oblongs qui ornaient la grande voûte furent appareillés avec une imperfection que la récente restauration a fait disparaître. A l'extérieur, ces adjonctions se reliaient assez lourdement aux parties anciennes dont elles affectaient de continuer l'architecture[1]. Il est à supposer que la décoration intérieure était recherchée et magnifique, malheureusement il n'en reste pour ainsi dire rien à l'heure actuelle, après que le château a été utilisé comme caserne et comme pénitencier. Ces affectations de la demeure du Grand Roi ont fait disparaître ce qui avait un caractère d'art : il ne subsiste, dans la salle destinée à devenir la bibliothèque du *Musée des Antiquités nationales* que des fragments de boiseries qui n'occupent même pas leur place d'origine. L'adjonction de cinq corps de logis pourvus de balcons à l'étage principal amena la suppression des appentis qui, dans les bâtiments de la Renaissance, couvraient l'ancien chemin de ronde. On y substitua

---

1. Les *Comptes des bâtiments du roi sous le règne de Louis XIV*, publiés par M. Jules Guiffrey, dans la collection des documents inédits, permettent de se faire une idée exacte des travaux exécutés à Saint-Germain : de 1664-1680, le total des dépenses pour la maçonnerie, charpenterie, couverture, plomberie, serrurerie, menuiserie, vitrerie, pavage, etc..., s'élève à la somme de 3.981.358 livres, 14 sous, 9 deniers ; — de 1681-1687, on y dépensa 1.921.860 livres, 19 sous, 11 deniers ; — de 1688-1695, 284.779 livres, 2 sous ; de 1696-1705, 366.081 livres, 5 sous, 5 deniers ; — enfin, de 1706-1715, 501.630 livres, 7 sous, 3 deniers. Ces sommes considérables comprennent bien entendu les dépenses de toute nature faites non seulement au château mais sur l'étendue totale du domaine.

partout des terrasses dallées avec garde-corps, qui ajoutèrent à l'agrément des pièces d'habitation [1].

Il faut bien dire que malgré tous les remaniements qu'on lui fit subir, le château, tel que le constitua Louis XIV, devait offrir des logements peu commodes, sans jour ni air suffisants à la jonction des nouveaux bâtiments si massifs avec les anciens, le tout d'une distribution très défectueuse. C'est ce qui explique que le roi ne s'en contenta pas longtemps et qu'ayant jeté les yeux sur le rendez-vous de chasse qui existait à Versailles, il ait résolu de s'y créer une demeure qui serait l'œuvre de son seul règne et qui répondrait mieux à ce qu'il souhaitait. En 1681, il quitta Saint-Germain et l'édifice élevé par Louis VI, saint Louis, Charles V et François Ier, où s'étaient écoulées ses plus glorieuses années [2]. Après son départ, le château fut délaissé par la cour jusqu'au moment où Jacques II d'Angleterre, détrôné, vint avec une petite suite de fidèles y ramener un peu de vie : ce prince y mourut en 1701, et sa femme, Marie d'Este, en 1718.

Depuis lors, Saint-Germain ne compte plus pour l'histoire de l'art : on l'affecta à des services très divers. Sa magnifique salle de fêtes servit à des représentations théâtrales données à de rares intervalles. Le 21 ventôse an XI (12 mars 1803), le gouvernement consulaire décréta qu'on y établirait un hôpital civil de 800 lits; mais aucune suite ne fut donnée à cette décision. Sous le premier Empire, le château devint une école de cavalerie, puis une caserne : le génie militaire y exécuta des travaux de transformation qui n'eurent rien de commun avec l'art : la chapelle fut surélevée et la salle de fêtes partagée en deux étages destinés à contenir des chambrées. Enfin, un pénitencier militaire remplaça le quartier de cavalerie et occupa les bâtiments jusqu'à l'année 1855 où ils furent évacués définitivement.

1. De nombreuses gravures montrent l'aspect du château à l'époque de Louis XIV. L'une d'elles, conservée au Cabinet des Estampes de la Bibliothèque nationale, représente la cérémonie du baptême du Dauphin, en 1663 : un long cortège de personnages s'étend entre les deux châteaux. Un carton ayant pour titre : « les grandes pièces, topographie de la France », à la même bibliothèque, contient la série des plans qui est complétée par une légende manuscrite, datée du 25 février 1685, donnant l'affectation de chacun des locaux de tous les étages du château ; le plan de l'étage souterrain est erroné, car il indique les caves qui subsistent encore sous la cour comme situées au-dessous du bâtiment nord.

2. Blondel : Architecture française, t. IV, p. 94.

VII

C'est en 1862 qu'Eugène Millet, architecte des monuments historiques, fut chargé de dresser un projet de restauration du château de Saint-Germain : il le présenta accompagné d'un mémoire explicatif. On pouvait choisir entre deux partis : ou restaurer le château tel qu'il était, avec les pavillons ajoutés par ordre de Louis XIV, ou faire disparaître ces adjonctions. La dernière solution fut adoptée. Des fonds d'abord abondants furent alloués à l'architecte sur la cassette impériale; plus tard, le soin de pourvoir aux dépenses incomba à la Direction des bâtiments civils et palais nationaux. Les crédits dont disposait la Commission des monuments historiques furent affectés à la moitié de la dépense des travaux de la chapelle; on étendit cette participation aux œuvres qui avaient le caractère d'une restauration, c'est-à-dire au bâtiment ouest qui contient la salle des fêtes dite de Mars.

On commença en 1864 par dégager la façade et le bâtiment nord; le donjon réapparut, avec addition de puissants contreforts à l'angle nord-ouest, puis on amorça la face ouest, en y construisant sur des données toutes nouvelles, une tour demi-saillante contenant une « vis » et, y attenant, une petite partie du chemin de ronde. Au nord, à l'est et au sud, les parties basses des murs furent pourvues de pieds-droits de deux en deux travées. Le chemin de ronde fut rétabli par des travées voûtées correspondant à chacune des fenêtres de l'étage principal; ces voûtes portent un dallage muni de ressauts pour déverser les eaux dans des gargouilles, et forment une terrasse bordée d'une balustrade décorée de vases. Les deux étages supérieurs, au lieu d'être ornés de pilastres à peine saillants, comme les indique Du Cerceau, furent pourvus de contreforts de même forme et de même caractère que ceux qui existaient dans la cour. Les pavillons d'angles sont flanqués de tours d'une parfaite élégance.

On doit encore à Eugène Millet toute la décoration intérieure du château qu'il reconstitua ou imagina avec une science et une habileté de dessinateur des plus remarquables. La restauration de l'escalier d'honneur, l'ornementation simple et harmonieuse des salles, les cheminées, les plafonds en charpente, le mobilier, portent la marque de son talent et de sa verve créatrice. Pour les voûtes de l'étage supérieur, il a répété un type de lourdes nervures d'une travée ancienne, conservée dans la partie attenante au donjon. Au-dessus de ces voûtes, les toitures ne sont plus constituées par des pierres de liais, mais si des moyens très modernes de couverture ont été employés, de larges chéneaux permettent à des visiteurs autorisés de circuler au sommet de l'édifice que dominent les souches monumentales de cheminées qui sont de tradition dans les châteaux français.

En résumé, on peut dire qu'après tant de modifications apportées à des époques différentes au château de Saint-Germain, aucun des bâtiments qui le composent actuellement n'a gardé intégralement son caractère primitif. Le donjon et l'édifice tout entier ont perdu de leur majesté par le remblai des fossés d'environ 5 mètres; l'extérieur de la chapelle, mutilé, a dû être entièrement renouvelé, et sauf le réseau des fenestrages dont le tracé a été retrouvé presque sans lacunes, tout a été imaginé par Eugène Millet; il a fait disparaître la partie de l'enceinte de Charles V qui contournait la chapelle; le chemin de ronde déjà modifié par Louis XIV a été entièrement combiné par cet architecte et couvert d'une terrasse à redents bordée d'une balustrade; les dispositions intérieures des salles, l'escalier d'honneur, l'ornementation enfin ont subi de profonds changements. Le bâtiment ouest qui contient la salle des fêtes reprendra intérieurement sa belle décoration originale.

On pourra sans doute accuser les architectes qui ont successivement coopéré aux travaux de restauration d'avoir trop hardiment porté la main sur certaines portions de constructions anciennes; mais était-il possible de concilier et de fondre en un tout plus harmonieux les vestiges laissés par des époques si différentes de notre art national?

PARIS. — L. MARETHEUX, IMPRIMEUR, 1, RUE CASSETTE. — 8224.

CHÂTEAU DE SAINT GERMAIN-EN-LAYE
Plans après les adjonctions de l'époque de Louis XIV

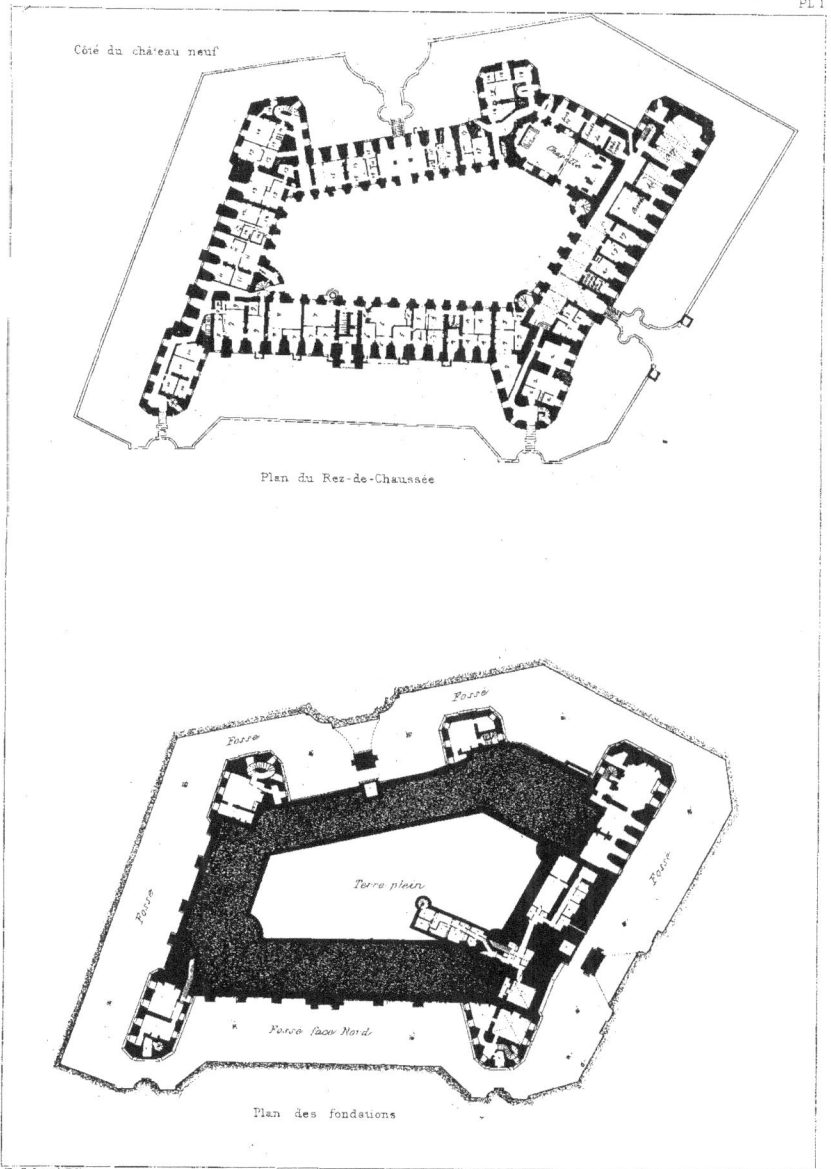

Côté du château neuf

Plan du Rez-de-Chaussée

Plan des fondations

D'après un dessin daté de 1685 portant au dos le nom de Mansart
(Archives de l'agence des Travaux)

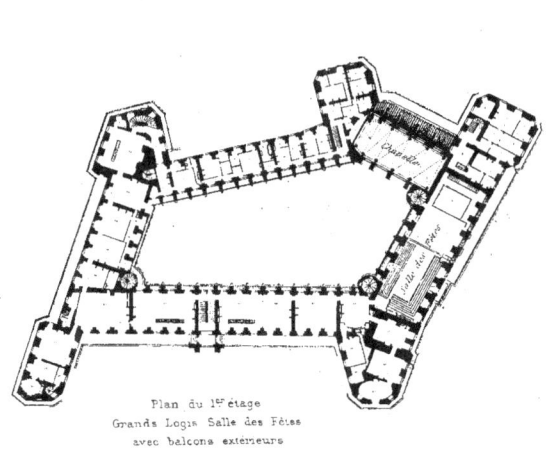

Plan du 1er étage
Grands Logis Salle des Fêtes
avec balcons extérieurs

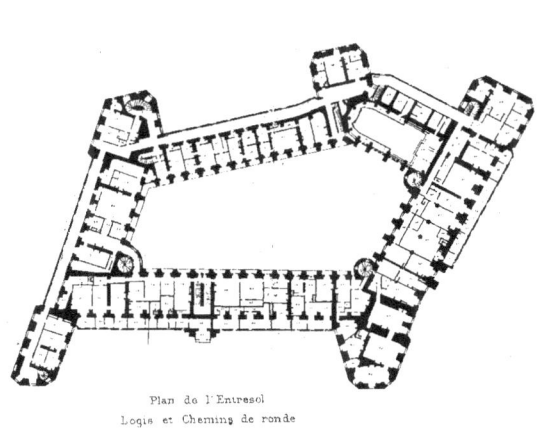

Plan de l'Entresol
Logis et Chemins de ronde

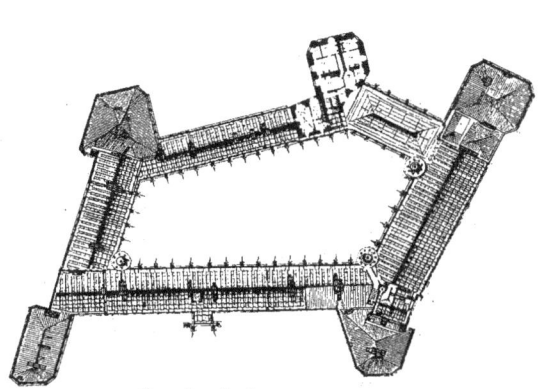

Plan des Combles

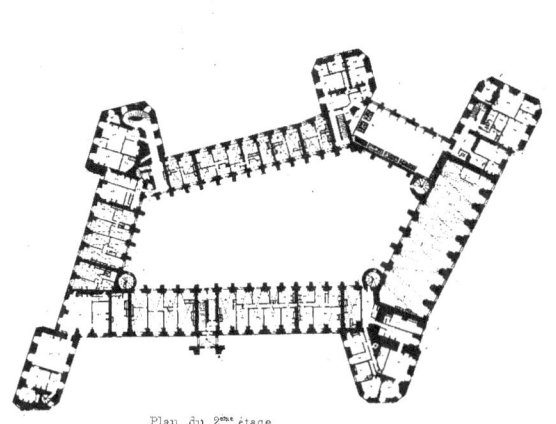

Plan du 2ᵐᵉ étage

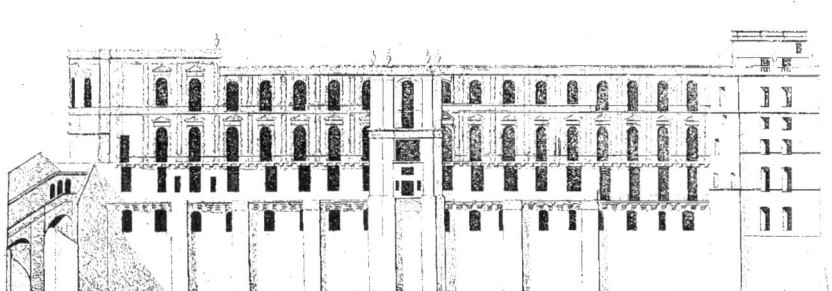

Elevation avant les adjonctions des bâtiments
de l'époque de Louis XIV
Façade Nord

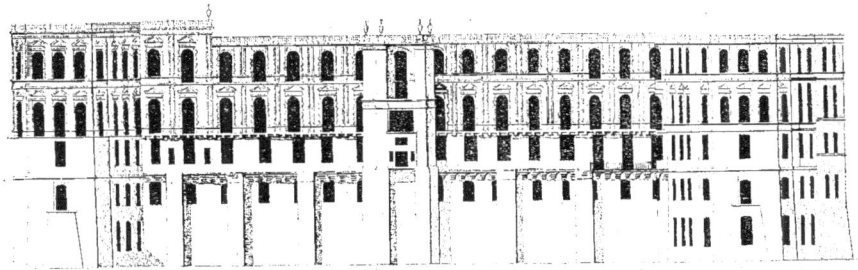

Elevation après les adjonctions

Ch. Schmid edit.

Héliog Chauvet

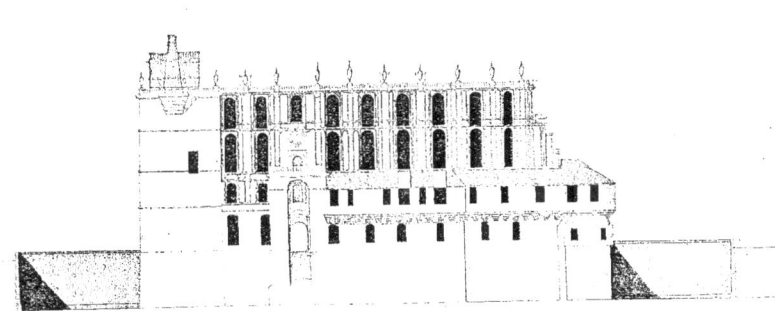

Elévation avant les adjonctions des bâtiments
de l'époque de Louis XIV
Façade Ouest

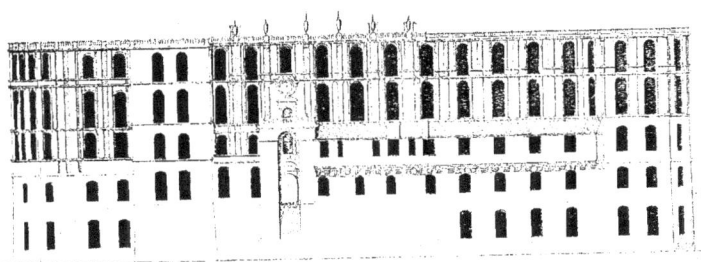

Porte d'entrée

Elévation après les adjonctions

Ch. Schmid Edit

Héliog Chauvet

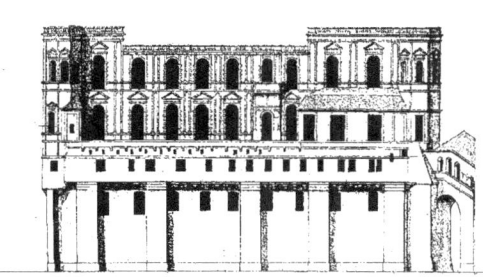

Elévation avant les adjonctions des bâtiments
de l'époque de Louis XIV
Façade Est

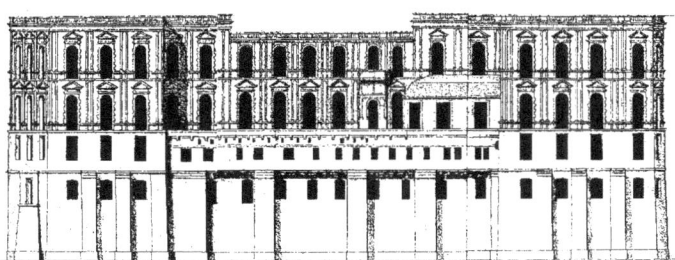

Elévation après les adjonctions

Ch Schmid Edit.

Heliog. Chauvet

Pl. VII.

CHATEAU DE S.T GERMAIN-EN-LAYE

Relevé des Fouilles exécutées dans la Cour du Château de 1863 à 1874 et de 1951 à 1933

Direction des Chapelle tourelle construite sous Charles V

Emplacement de la Chapelle suppose sous Henri II

Chapelle de Saint Louis

Constructions de

l'époque de

François I

Constructions de l'époque de François I

Caserne moderne

Constructions de l'époque de François I

Entrée de construction de la Chapelle A

Route d'accès de la route moderne

Porte d'entrée de l'enceinte du donjon moderne

Construction moderne

Petit Église

à l'Église

J. Schmid Edit.   Héliog. Gheuvet

...Affoyre arch. del

PLAN D'ENSEMBLE DES DEUX CHÂTEAUX DE ST GERMAIN-EN-LAYE

A Château vieux de Charles V et de François I avec les adjonctions de Louis XIV. D Château neuf commencé sous Henri II

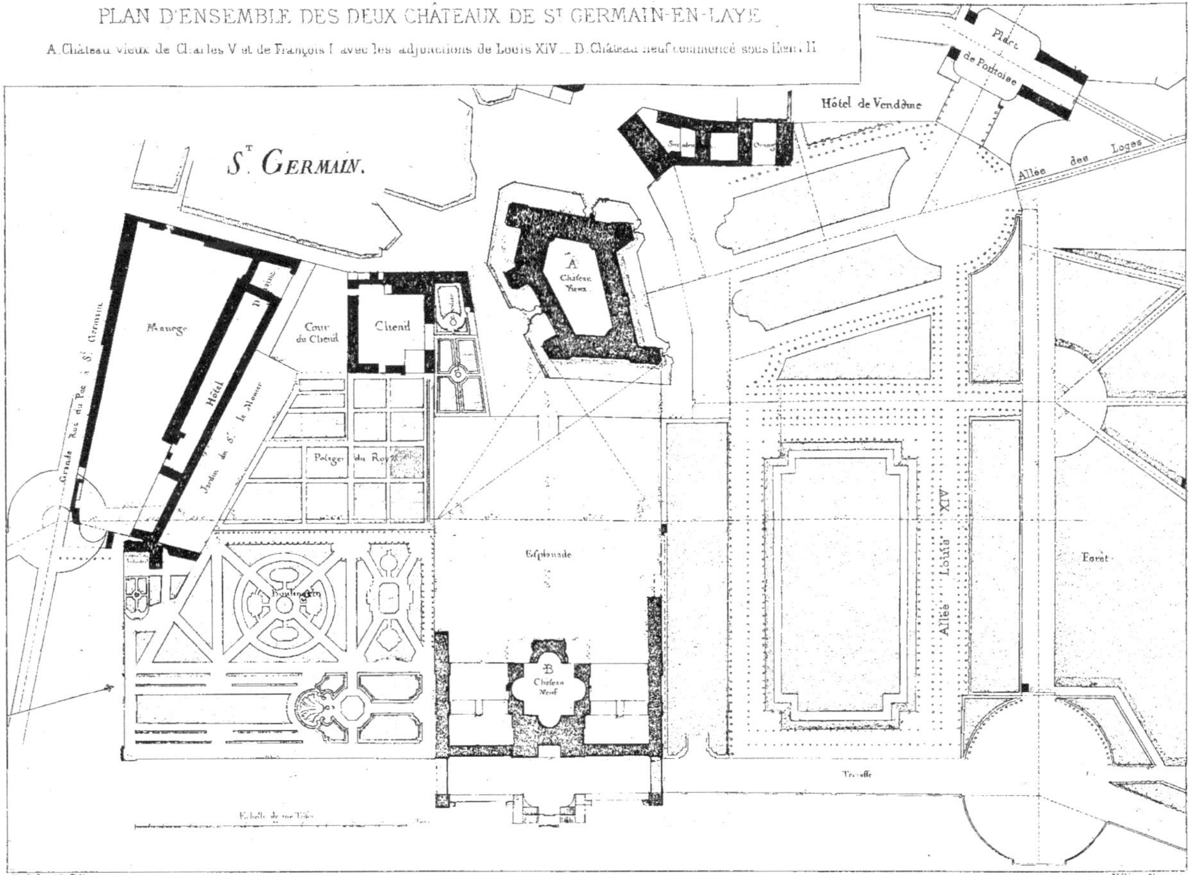

Pl. VIII

Héliog. Gillot

Ch. Schmid, Edit.

ST GERMAIN.

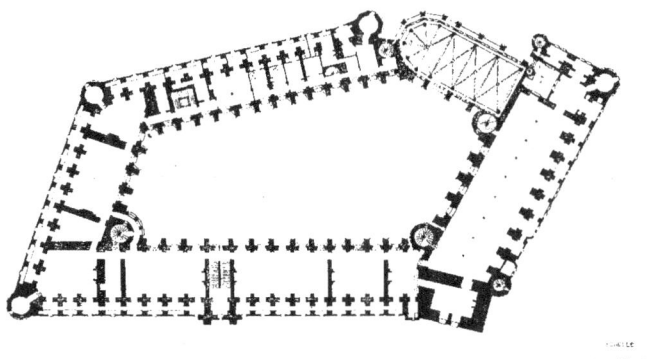

Plan de l'entresol.

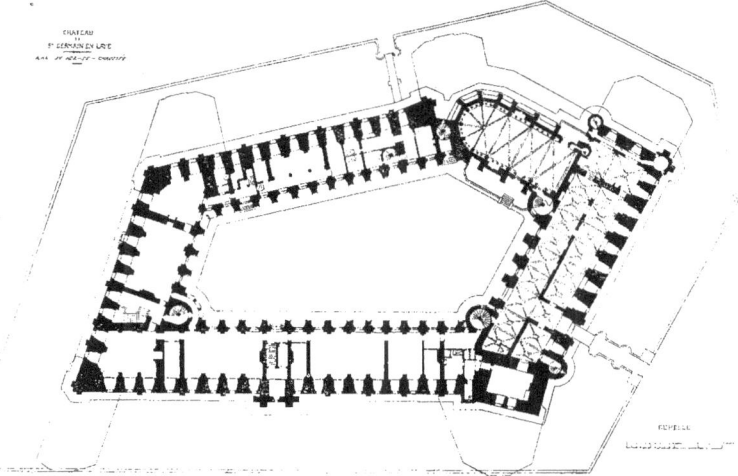

(Les lignes doubles indiquent les contours des fossés, les lignes simples, les pavillons construits par J.-H. Mansart.

Plan du rez-de-chaussée.

CHATEAU DE SAINT-GERMAIN. — État actuel.

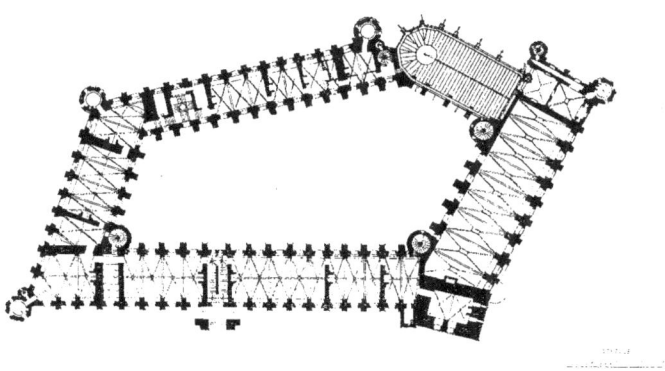

Plan du deuxième étage.

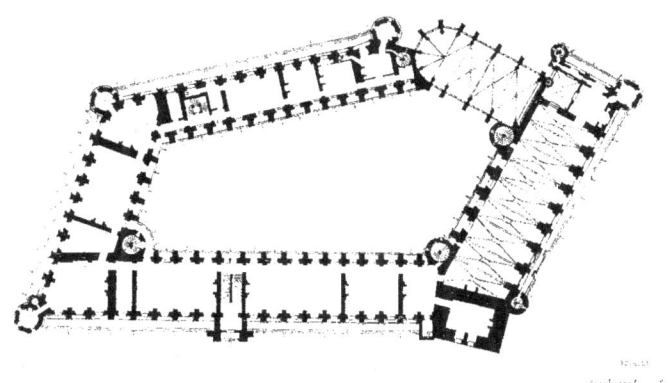

Plan du premier étage.

CHATEAU DE SAINT-GERMAIN. — État actuel.

CHÂTEAU DE SAINT GERMAIN-EN-LAYE

Vue du Château vers l'entrée du Musée des Antiquités Nationales

Façade Sud Ouest en 1907

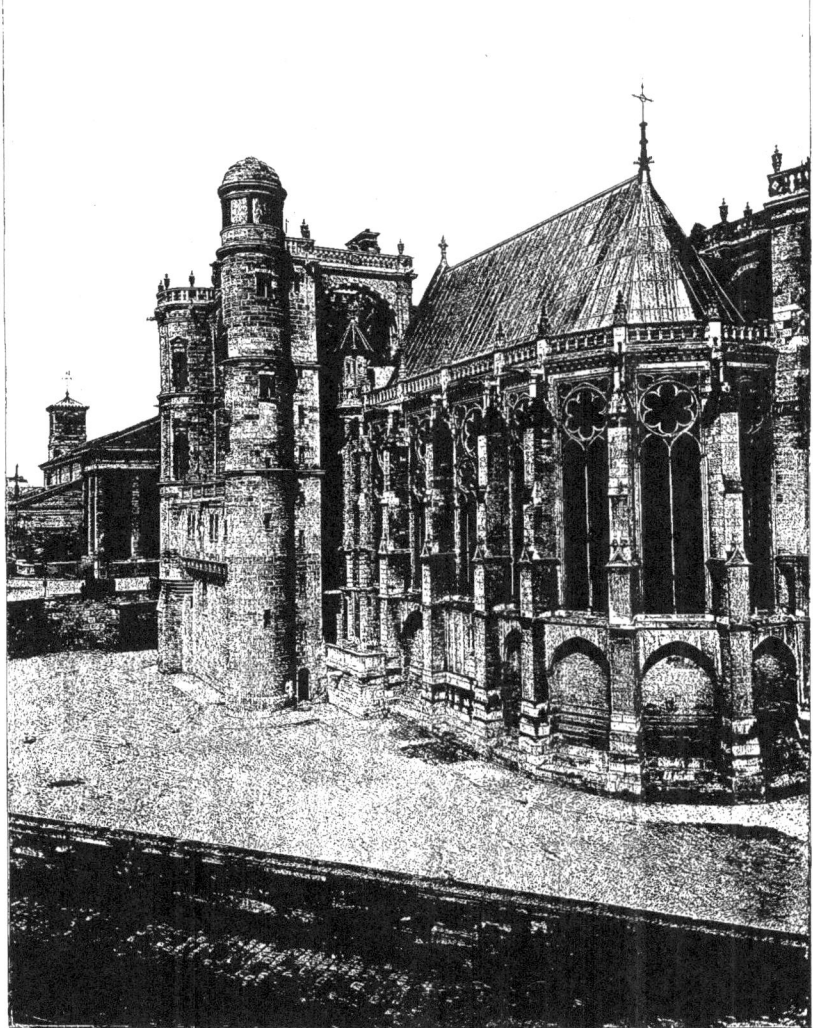

Schmid Edit

Héliog Chauvet

Etat du Château en 1907.

www.ingramcontent.com/pod-product-compliance
Lightning Source LLC
Chambersburg PA
CBHW070824260626
47161CB00006B/2404